INFLUENCE

DE

LA SCIENCE EN GÉNÉRAL

ET DE

LA SCIENCE MÉDICALE EN PARTICULIER

SUR

LA RAISON PUBLIQUE ET LE GOUVERNEMENT DES SOCIÉTÉS

PAR

M. LE Dʳ J. FOURNET

L'homme s'agite et Dieu le mène.
BOSSUET

———

PARIS

VICTOR MASSON ET FILS
PLACE DE L'ÉCOLE-DE-MÉDECINE

———

1864

INFLUENCE

DE

LA SCIENCE EN GÉNÉRAL

ET DE

LA SCIENCE MÉDICALE EN PARTICULIER

SUR

LA RAISON PUBLIQUE ET LE GOUVERNEMENT DES SOCIÉTÉS

PAR

M. LE Dr J. FOURNET

> « L'homme s'agite et Dieu le mène »
> (BOSSUET.)

PARIS

VICTOR MASSON ET FILS

PLACE DE L'ÉCOLE-DE-MÉDECINE

1864

INFLUENCE

DE

LA SCIENCE EN GÉNÉRAL

ET DE

LA SCIENCE MÉDICALE EN PARTICULIER

SUR

LA RAISON PUBLIQUE ET LE GOUVERNEMENT DES SOCIÉTÉS

« L'homme s'agite et Dieu le mène. »
(BOSSUET.)

La raison humaine s'est beaucoup développée en Europe depuis trois siècles; réveillée d'un long sommeil, en Italie par Galilée, en Allemagne par Kepler et Leibnitz, en France par Descartes, en Angleterre par Bacon et Newton, elle a commencé par briser les liens où la scolastique la tenait asservie, puis l'a regardée face à face, s'est sentie supérieure, l'a prouvé par la lutte et la victoire, et est demeurée maîtresse des esprits.

La philosophie cartésienne fut, pour l'esprit français, l'étincelle de Prométhée. Elle pénétra comme la vie dans les arts, les lettres, les sciences, et éclata sous Louis XIV; mais c'est à peine si les grands hommes du grand siècle soupçonnaient ses fruits sous sa fleur.

La philosophie du dix-huitième siècle a été pour la raison humaine comme un soleil trop prompt qui exalte et égare la séve.

Enfin, elle s'est crue virile en 89; elle l'était, en effet, pour la conception et pour la défense de ses droits; pas encore pour leur pratique régulière.

Les fruits mûrs se laissent cueillir facilement. Les dramati-

peu à peu, elles ramèneraient les hommes, mieux que des préceptes et des rigueurs, à aimer l'autorité, à respecter ses sages lenteurs, et à se défaire, dans l'intérêt même du progrès qu'ils ont raison de poursuivre, de ces impatiences désordonnées de l'avenir qui détournent des longues préparations du présent, de ces oppositions de forces qui paralysent l'essor social, et de ces alternatives de morne inertie et de fougue révolutionnaire où les grands ressorts de l'État se brisent après s'être rouillés. Une telle influence n'est pas à dédaigner, dans un temps où le suffrage universel et l'opinion publique sont la source et la règle des gouvernements !

On nous dit que le Verbe de Dieu s'est fait chair pour communiquer aux hommes quelque chose de sa divinité, et l'on ajoute que sa grandeur s'est accrue de sa bonté.

Les sciences aussi sont divines par les vérités qu'elles renferment, et sont appelées à se faire peuple, pour communiquer aux générations quelque chose de cette logique de la nature, de ce Verbe de Dieu qui est en elles. Leur dignité ne peut que s'accroître, près des hommes sensés, de cette heureuse condescendance. C'est là, d'ailleurs, le but final des sciences : elles doivent aller à tous les esprits et à toutes les choses humaines, comme la séve aux ramuscules et aux fruits.

Mais, de toutes les sciences chargées de répondre aux besoins nouveaux de la raison humaine, celle qui est le plus en état de se faire écouter, comprendre et suivre dès aujourd'hui, c'est certainement la science médicale : et parce qu'elle est déjà en possession de la confiance des hommes, pour leurs plus chers intérêts ; et parce qu'ils vivent en plus grande familiarité avec elle ; et parce qu'ils sentent que son autorité, quoique bornée par habitude aux choses du corps, s'étend, par des racines encore mystérieuses, aux choses de l'ordre moral et de l'ordre social ; un secret instinct, confirmé par la réflexion, nous dit qu'une même logique doit présider à toutes les choses humaines, et que la science la plus intime à l'homme, la science médicale, doit, plus que toute autre, posséder cette logique.

Cette influence future de la médecine sur les grandes destinées humaines, n'avait pas échappé au coup d'œil de Descartes ; voici dans quels termes il en parlait : « S'il est possible de trouver quelque moyen qui rende les hommes plus sages et plus habiles qu'ils n'ont été jusqu'ici, je crois que c'est dans la médecine qu'il faut le chercher[1]. »

La question n'est donc plus que dans la manière et la mesure :

La manière la plus simple est évidemment la meilleure : on devrait, d'abord, ne présenter au public que les faits de la science médicale qui tombent sous le sens commun ; s'appliquer ensuite à en bien faire saisir le sens direct, point de départ de tout le reste ; et, alors, en faire ressortir, comme tout naturellement, par les enchaînements de la logique, le sens moral et le sens social.

Quant à la mesure de ces rapports, il y faut de la sobriété sans doute ; l'esprit du lecteur se lasserait facilement ; cependant, les vérités qui sortent, comme d'elles-mêmes, du sujet, ne demandent au lecteur que peu d'efforts, parce qu'elles ont, avec les idées qu'il y a lui-même puisées à son insu, un air de famille qui lui plaît ; enfin, la vérité, qui est le pain des forts, ne saurait se mesurer à l'impuissance des faibles ou à l'inappétence des indifférents ; elle s'offre à tous généreusement, et dit à la foule attablée, comme dirait le nutriment aux estomacs : *Qui potest capere, capiat.*

Le lecteur veut-il bien faire avec moi l'essai de ces principes, dans une sorte de causerie médicale sur les effets de la passion du narcotisme chez les fumeurs d'opium ? Un livre curieux et savant, sur les fumeurs de la Chine, en sera l'occasion et nous en fournira les matériaux[2]. Ce sera, tout à la fois, une étude de mœurs intéressante, et un reflet utile de la science médicale et des lois de la vie sur les choses humaines.

Cet ouvrage a pour titre : *les Fumeurs d'opium en Chine* ; son auteur, M. H. Libermann, a fait partie, comme médecin aide-major, de notre expédition de Chine ; il a recueilli sur les

---

[1] Descartes, *Discours sur la méthode*, sixième partie.

[2] *Les Fumeurs d'opium en Chine*, par M. le docteur Libermann. Paris, Victor Rozier, 1862.

lieux mêmes tous les éléments de son travail, et a eu lui-même le triste spectacle de toutes les dégradations causées par la passion de l'opium.

Aussi trouve-t-on, dans ce travail, et les précisions de la science et le dramatique intérêt qui s'attache aux déchéances organiques et morales de notre espèce ; le médecin et le philosophe peuvent aller ici de compagnie. M. Libermann cherche évidemment à les attirer tous deux à sa suite, et, en guide instruit, leur fournit amplement de quoi causer.

C'est la libérale Angleterre qui a *forcé* la Chine à recevoir le poison qu'elle *force* les Indes à cultiver ; au commencement de ce siècle, son importation d'opium était de 4,172 caisses de 80 kilogrammes chacune ; en 1859, elle était de 70,180 caisses ; depuis la dernière guerre, à laquelle nous avons prêté l'appui de nos armes! on pense bien qu'elle est encore plus considérable. En 1851, les maladies et la mortalité par l'opium étaient le dixième de la mortalité et des maladies de Shang-haï [1]. La décimation! c'est le chiffre des endémies les plus meurtrières. Ainsi l'homme, par l'aveugle poursuite d'une vaine jouissance, comme nous allons le voir dans la personne du Chinois, s'est infligé à soi-même l'un des fléaux les plus terribles. Il est des provinces, comme celle de Petchili, où les deux dixièmes de la population s'abandonnent à la passion de l'opium. La cour de Pékin en donne « le plus scandaleux exemple, » et les provinces les plus voisines de la cour en sont les plus infestées [2].

Chez les peuples, comme chez les individus, la dégradation organique et morale engendre, nécessairement, et la servitude extérieure vis-à-vis l'étranger, et la servitude intérieure vis-à-vis les passions ; et plus le mouvement vient de haut, plus il se précipite.

La Chine n'a su s'affranchir ni de l'une ni de l'autre de ces servitudes ; mais elle met sa prévoyance et son activité à s'alléger d'une partie de l'impôt que l'Angleterre fait peser sur elle ; pratique ordinaire des gens à qui l'intérêt est devenu plus cher que l'honneur. Déjà, nous dit M. Libermann [3], le *papaver*

[1] P. 10.
[2] P. 13.
[3] P. 4.

somniferum est cultivé en grand dans les provinces méridio-
nales.

Quand un vice s'établit en maître dans une société, il y crée
ses institutions à lui, comme les besoins légitimes le font dans
une société normale. Il y a, en Chine, des établissements pu-
blics et patents, consacrés à l'ivresse opiacée, comme dans tous
les pays civilisés il y a des restaurants. Dans une ville de trois
mille âmes, à Tien-Tsin, on en compte jusqu'à cent soixante-
quatre [1] ; à Pékin, il en y en a quatre ou cinq dans chaque rue [2].

Ce qui a induit ce peuple dans cette funeste habitude, évidemment c'est le caractère excitant des premiers effets de l'o-
pium ; le nombre beaucoup plus grand des fumeurs dans le
nord que dans le midi de la Chine, en est la preuve [3].

Le mal a déjà pénétré dans toutes les classes :

Les classes lettrées, qui ont perdu le noble stimulant des
sciences, des arts, des lettres, par leurs fautes personnelles com-
binées avec celles des institutions ; les riches oisifs, qui n'ont
jamais connu ces nobles jouissances, cherchent à tromper l'en-
nui qui les dévore, et à satisfaire les secrets appels de la vie par
les excitations factices et passagères de l'opium.

Les malheureux, accablés de travail et de misère, y cherchent
l'oubli et l'illusion.

Telles sont aussi en Occident les sources de l'ivrognerie.

Mais le vin est un aliment, il est assimilable à l'organisme,
l'opium ne l'est à aucun degré ; de là, sans doute, les différentes
conséquences de ces deux ivresses.

L'ivrognerie de l'opium a aussi son *vin bleu* dans l'opium
commun, le seul accessible aux classes pauvres, et son bor-
deaux et son champagne dans le benarès et le patna [4], beaucoup plus riches en morphine et d'un prix très-élevé. C'est la
distinction dans le vice ; les grandes familles se font un honneur du luxe qu'elles y déploient [5]. Les qualités inférieures ne
contiennent que 1/2 pour 100 de morphine ; les qualités su-

[1] P. 13.
[2] P. 6.
[3] P. 12.
[4] P. 4.
[5] P. 6.

périeures, nées d'un climat plus chaud, en contiennent jusqu'à 5, 6, 8 et même 10 pour 100 ; mais la culture peut suppléer au climat, l'esprit de l'homme se fait soleil : c'est ainsi qu'en France on a obtenu des opiums qui contiennent jusqu'à 22 pour 100 de morphine.

La consommation de chaque jour des fumeurs chinois est, en moyenne, de 10 à 20 grammes ; elle va à 32 grammes chez les fumeurs émérites ; elle s'élève même parfois jusqu'à 100 grammes. L'opium se fume dans de petits godets ou pipes, enmanchés d'un long tube.

M. Libermann croit reconnaître, dans cet asservissement des Chinois à la passion de l'opium, « cet esprit de vertige dont Dieu, à toutes les époques de l'histoire, frappe les peuples et les races qui ont fait leur temps, et les pousse à se détruire elles-mêmes[1]. » Il y a dans ces paroles un fatalisme que le lecteur n'acceptera pas plus que nous ; non, Dieu ne frappe aucun de ses enfants de l'esprit de vertige, et les pousse encore moins à se détruire : l'instinct si puissant de la conservation qu'il a mis en eux, le prouve assez. Dieu a fait les lois de la vie, il les révèle au sens intime et à la raison ; c'est l'homme seul qui se place hors la loi de vie, et, par cela même, se précipite dans la maladie et la mort. Dieu est un père, et un père souhaite le retour, jamais la mort de ses enfants. Le dernier battement de notre cœur n'est-il pas encore un effort de la nature en notre faveur ?

L'opium ne change pas la nature habituelle des idées[2], mais fait naître, sous la vue intérieure, le mirage, c'est-à-dire la réalisation imaginaire de ces idées. Cette distinction entre l'idéal et sa réalisation fictive, c'est-à-dire entre l'idée pure et l'idée qui commence à prendre corps, est très-importante en psychologie ; elle nous fait comprendre le curieux phénomène de l'hallucination, et elle répond, à ceux qui font du cerveau l'organe générateur de la pensée, qu'il n'est que l'organe de transfiguration et de transformation de la pensée.

Le fumeur qui se voue à l'opium, traverse, à chaque nou-

[1] P. 17.
[2] P. 18.

velle ivresse opiacée, trois périodes très-distinctes que je me
borne à résumer dans leur caractère vital :

La première est une oppression de la vie par le poison, son
caractère anatomique est une congestion sanguine du cerveau
et de l'estomac; de là, les succès qu'on a quelquefois obtenus
de la saignée dans cette période [1].

La seconde période est une réaction vitale, manifeste, des sys-
tèmes nerveux et sanguin; c'est la période cherchée, atten-
due, mais non toujours obtenue, des excitations passionnelles
et des satisfactions imaginaires; c'est alors que le sérail offre
ses beautés aux voluptueux, que la fortune sourit aux joueurs
devant des tables couvertes d'or, que l'ambitieux est comblé des
faveurs de la cour, etc.

Mais le système nerveux, bientôt épuisé par une telle surex-
citation, tombe comme anéanti dans un sommeil de quatre à
douze heures, où la nature cherche le repos et la réparation.

La troisième période commence au réveil; elle a pour caractères la tristesse, l'épuisement des forces et le désordre de tête
et d'estomac, conséquences naturelles de la lutte engagée entre
le poison et l'organisme, entre le principe de vie et le principe
de mort.

L'un des traits qui ressortent le plus évidemment des tableaux
symptomatiques déroulés par tous les observateurs, et qui in-
téressent le plus le médecin et le penseur, c'est que les forces
vives de l'organisme s'affaiblissent à chacune de ces nouvelles
luttes, terminées toujours par leur défaite. La réaction vitale de
la seconde période devient de plus en plus lente et difficile à
provoquer; il faut alors, pour l'obtenir, accroître sans cesse la
dose de l'excitant, et le malheureux fumeur se trouve, dès ce
moment, dans un cercle vicieux de progression morbide où les
effets et les causes s'engendrent et se multiplient l'un par l'autre,
où l'habitude et la passion, liguées ensemble, le forcent d'avan-
cer jusqu'à la mort.

Prenons une passion quelconque, de l'ordre organique ou de
l'ordre moral, suivons-la dans ses évolutions progressives, depuis ses causes jusqu'à ses derniers effets, et nous lui recon-

[1] P. 35.

naîtrons au fond les mêmes périodes et les mêmes caractères :
1° les anxiétés oppressives de la lutte qui s'engage entre le
principe de bien et le principe de mal ; 2° les illusions d'un ac-
croissement subit et illégitime de la vie, toujours obtenu aux
dépens de la vie même ; les jouissances toujours troublées et
plus apparentes que réelles d'une injuste possession ; 3° et pour
conclusion : la honte, le remords, les peines infligées par la loi,
les flétrissures de la conscience publique, enfin la déchéance et
la mort civile et morale.

Le fond du tableau n'est-il pas le même là et là ? Vous le re-
connaissez à ses trois traits fondamentaux : oppression, jouissances morbides, dégradations vitales. La logique des passions
et leur terme final sont donc partout les mêmes : c'est une soif
de vie ardente, effrénée, aveugle, qui éteint la vie dans ses
sources mêmes, en voulant la faire couler contre ses lois.

Le narcotisme a, comme l'alcoolisme, son *ébriété* produite
par des doses modérées et successives, et son *ivresse* furieuse
produite par des doses rapidement accrues. Dans cet état d'ivresse
furieuse, le fumeur est capable de tout, à ce point que les au-
torités de Java ont été dans la nécessité de placer, à la porte de
toutes les boutiques à opium, des agents de police armés, avec
ordre de tuer, comme des chiens enragés, tous fumeurs qui, au
sortir de ces repaires de débauche, tenteraient de se livrer à des
actes de violence[1]. « Pendant notre séjour à Tien-Tsin, dit
M. Libermann[2], un fumeur, après une débauche d'opium, se
saisit de couteaux, et, dans un accès de rage insensée contre ses
parents, les assassina tous. »

Les congestions sanguines, cérébrales et méningées que l'au-
topsie constate en pareil cas, vont quelquefois jusqu'à l'apo-
plexie, comme dans l'alcoolisme.

La contraction de la pupille dans la période d'excitation, sa
dilatation dans la période de collapsus, les convulsions cloniques
dans la période oppressive, sont encore des signes communs à
l'alcoolisme et au narcotisme aigus.

Leur traitement est aussi à peu près le même : la saignée

[1] P. 29.
[2] P. 66.

dans la période congestive et ataxique ; des douches d'eau froide dans la forme convulsive ; des excitants, tels que le café, les frictions et les enveloppements chauds dans la période adynamique.

La distinction des périodes, c'est-à-dire du mode d'être actuel de la vie, est, comme on le voit, la vraie source des indications, selon cette éternelle règle des grands maîtres, que le médecin ne doit être que le *très-humble, mais intelligent serviteur de la nature*.

Le fumeur d'opium passe bientôt à l'état de malade, et le malade tombe plus ou moins rapidement, selon le degré de ses résistances vitales et de ses excès, du narcotisme aigu dans le narcotisme chronique.

Observons ces effets progressifs et désorganisateurs sur les diverses fonctions de notre économie. On sait que ces fonctions se rangent sous deux chefs : celles qui concourent à la vie de l'individu, celles qui pourvoient à la vie de l'espèce ; les premières comprennent les fonctions de nutrition qui réparent incessamment les pertes de la vie et, par cela même, sont plus fondamentales ; et les fonctions de relation qui mettent l'homme en rapport avec ses semblables et avec la nature. Quoique moins nécessaires à la conservation de l'individu, les fonctions de relation sont d'un rang plus élevé, parce qu'elles composent l'ordre moral. Les secondes, chargées de la conservation de l'espèce, se résument dans la génération.

Les fonctions de nutrition sont les premières atteintes par l'empoisonnement opiacé devenu habituel : les pertes d'appétit, les maux d'estomac et d'entrailles, l'amaigrissement progressif, quelquefois l'hydropisie générale ; des congestions passives, des engorgements pulmonaires, l'épuisement des forces, marquent les tristes étapes de cette destruction graduelle de la vie nutritive.

Les fonctions de relation entrent à leur tour et bientôt se précipitent dans cette voie de dégradation, et par le fait d'un défaut croissant de réparation des organes qui en sont chargés, et par le fait spécial de l'imprégnation croissante des centres nerveux par l'opium. L'affaiblissement progressif de toutes les facultés en est le caractère général : c'est d'abord la puissance modératrice, et ensuite la puissance coordonnatrice des activités cérébrales qui sont atteintes, puis enfin les facultés affectives elles-mêmes. Le malade, complétement asservi par sa passion, se dégrade dans ses sentiments et s'achemine plus ou moins rapidement vers l'idiotie ou la démence par le ramollissement cérébral, l'insensibilité cutanée, l'affaiblissement de la contractibilité, le *delirium tremens* et la paralysie générale ; mais, au lieu des rêveries ou des jouissances imaginaires qu'il avait cherchées et trouvées d'abord dans sa passion, ce sont désormais des images dégoûtantes, des scènes atroces, des cauchemars affreux, qui le poursuivent comme de nouvelles Euménides et ne lui laissent plus même le refuge du sommeil ; il a perdu tout empire sur soi-même, et sur les sentiments et sur les sensations qui lui viennent du dedans et du dehors ; son imagination, sans cesse battue par ce flux et ce reflux d'images et d'idées maladives, est en proie, surtout la nuit, aux hallucinations les plus incohérentes et les plus pénibles ; c'est la danse macabre dans son esprit.

Chez un grand nombre de fumeurs, cette progression de souffrances aboutit au suicide [1]. Ici se fait une distinction remarquable entre les fumeurs lettrés et ceux des classes inférieures : les premiers conservent plus que les autres la conscience de ce triste état, en passant du désespoir au suicide ; les seconds finissent plus ordinairement par l'inconscience et la brutalité narcotique [2] ; les animaux ne se suicident pas ! Les caractères différents de la vie se révèlent donc jusque dans sa manière de s'éteindre : ici, le principe de la vie, purement animal, s'éteint comme dans la brute ; là, un reste de principe moral révèle l'homme en succombant sous sa volonté.

On a noté, comme signe différentiel entre le *delirium tremens* des buveurs et le *delirium tremens* des narcotisés, le caractère aigu, passager du premier, et le caractère chronique, permanent du second [3]. Cette différence ne tiendrait-elle pas à la nature volatile des alcooliques et à la nature fixe de l'opium ?

[1] P. 69.
[2] P. 48.
[3] P. 41.

Tout effet a sa raison d'être dans la nature de ses causes ou de son milieu.

Toutes les affections organiques, surprises dans leur cours par le narcotisme, sont précipitées dans leur marche [1]. Cela devait être ; on peut même ajouter que cette influence doit être proportionnelle à l'abaissement de la vitalité générale, qui soutenait encore la vitalité particulière des organes malades, et qui non-seulement cesse de leur prêter cet appui, mais même les entraîne dans sa ruine quand la vie de nutrition est éteinte ; c'est ainsi que, lorsque l'esprit public, qui est la vitalité générale d'une société, vient à s'abaisser chez un peuple, on voit bientôt ressortir de toute part les vices latents de ses institutions particulières et les abus de chacune d'elles s'aggraver de la corruption générale.

Tels sont les effets du narcotisme chronique sur la vie de l'individu ; observons maintenant son influence sur la vie de l'espèce, c'est-à-dire sur la génération.

La cessation complète ou la dégradation de la vie de l'espèce, est un fait constant dans le narcotisme chronique. « Là où la reproduction se fait encore, la femme donne naissance à des enfants dégénérés, dont la vie est éphémère. Le scrofule, le rachitisme, l'idiotie, la prédisposition à l'aliénation mentale, sont les caractères ordinaires des descendants des fumeurs [2]. »

La population de la Chine n'en est cependant pas encore atteinte, par la raison toute simple que les mariages ont lieu dès dix-sept ou dix-huit ans, tandis que l'usage de l'opium ne commence guère que de vingt à vingt-cinq ans [3]. Ajoutons, comme circonstance atténuante du vice des hommes, que les femmes, à quelques exceptions près, en sont encore complétement exemptes [4].

La logique des choses humaines peut facilement faire prévoir l'extension du vice à la première jeunesse et aux femmes, dans

[1] P. 31.
[2] P. 60.
[3] P. 50.
[4] P. 13.

un avenir peu éloigné ; et dès lors la dépopulation de l'empire
en sera l'effet aussi rapide que nécessaire. C'est là la règle de
toutes les dégradations humaines ; nées des abus de la liberté,
elles se propagent de l'adulte à l'enfant et de l'homme à la
femme ; c'est-à-dire que le vice, fruit ordinaire du libre arbitre
qui s'égare, descend des hauteurs de la vie jusqu'à sa base, en-
traînant sur son passage les êtres que leur faiblesse soumet à
l'autorité de l'exemple, et que leur vie plus instinctive et plus
naturelle éloigne de l'initiative du vice.

Nous avons constaté, comme effet direct du narcotisme, l'a-
baissement progressif de la nutrition, et nous constatons à sa
suite l'abaissement proportionnel de la génération, non pas seulement de la puissance séminatrice, mais des qualités, mais de
la fécondité de la semence elle-même.

Cette altération séminale, que l'on constate au microscope,
est proportionnelle à l'épuisement de l'organisme ; les observateurs l'ont signalée dans toutes les maladies où la nutrition
est profondément atteinte ; mais la dégénérescence des produits
humains est encore plus péremptoire que l'observation micro-
scopique.

J'insiste sur ce fait, parce que j'y vois le principe de toute
une série de conséquences aussi curieuses qu'utiles. Nous som-
mes ici aux sources de la vie ; il s'agit de savoir ce qui les fait
pures ou impures, riches ou pauvres.

Il est évident, pour quiconque pense et raisonne, que les maladies séminales doivent être liées intimement à l'état de la
nutrition, et par conséquent ne peuvent être que les plus
générales des maladies de l'homme ; cela découle logique-
ment de la nature même de la grande fonction de reproduction.
La virilité est le terme du déploiement et du concours de toutes
les autres fonctions ; la semence est dans la vie végétative de
l'homme, comme dans la vie végétale, le fruit proportionnel
de ce concours universel, dont le nœud est la nutrition. Mais ne
perdons pas de vue que nous entendons ici, par nutrition, l'ensemble des fonctions par lesquelles la vie individuelle répare
ses pertes de chaque jour. La digestion et la respiration, c'est-
à-dire l'aliment et l'air, sont les deux sources de cette réparation.

Les qualités séminales et séminifères sont donc nécessairement proportionnées à l'état de la nutrition ; tout ce qui élève ou abaisse cette fonction, je ne dis plus seulement chez l'individu et dans l'ordre organique, mais dans l'état et dans l'ordre moral, élève ou abaisse du même coup les espérances et le fait des générations futures.

Ce lien de solidarité, cette commune logique des deux grandes fonctions de la vie, la nutrition et la génération, une fois bien constatés, on peut affirmer d'avance que tout ce qui agit sur l'une de ces fonctions agit aussi sur l'autre, par conséquent que le secret du relèvement des générations est dans la nutrition.

La science du gouvernement de soi-même, de la famille, des nations, est là tout entière en ce qui touche la conservation et l'amélioration de l'espèce.

L'histoire nous dit, de toute part, que la race humaine s'abaisse momentanément dans les pays ravagés par les guerres dévastatrices, par les épidémies qui s'attaquent au sang, par les famines, où les mamelles de la nature semblent taries ; enfin par toutes les causes qui appauvrissent les sources de la réparation. L'histoire nous montre, au contraire, la race humaine, c'est-à-dire l'organisme corporel de l'homme, se relevant dans la prospérité publique, proportionnellement aux progrès de la civilisation, et en particulier de l'agriculture et de l'industrie, qui sont les deux mamelles sociales.

L'histoire individuelle nous en offre autant. Comparez, dans les familles les plus exposées aux alternatives de la vie, les enfants de la période de misère aux enfants de la période de bien-être ; comparez l'enfant vermeil et vivace du cultivateur sain et aisé au pauvre être pâle, maigre, étiolé, qui penche languissamment la tête sur le sein flasque et épuisé de la mendiante des rues, et vous aurez, au moins du chef de la nutrition, le secret des disparates douloureux de la vie et du contraste des générations.

Sans doute le vice peut encore venir compliquer la question, en introduisant dans le sang un principe virulent ; mais ce principe virulent, quelle qu'en soit la nature, n'agit sur la génération que par les atteintes plus profondes encore et permanentes qu'il porte à la nutrition et, par elle, à la virilité. Le principe de l'abaissement ou du relèvement de la race humaine est donc toujours dans la nutrition.

Honneur donc aux gouvernements qui écartent, comme un crime de lèse-humanité, les guerres de pure vanité nationale ; qui chassent de leurs Etats les fléaux épidémiques, par le déploiement progressif de toutes les conditions d'une bonne hygiène publique ; qui se préoccupent sans cesse de répandre le bien-être sur tout le peuple par l'instruction professionnelle ; qui élèvent le niveau de la vie générale par une active circulation de la richesse publique, et qui maintiennent entre les diverses fonctions de la vie sociale ce concours universel dont le principe est la nutrition, dont le but est la reproduction.

L'avenir est aux gouvernements qui reconnaîtront que la loi de la vie est la même partout, et qui feront dans les sociétés ce que la nature fait en nous : la virilité par la nutrition, des générations saines et vigoureuses par la prospérité publique ; le chef d'Etat qui réalisera ces lois de la vie sera, au milieu de son peuple, ce qu'est la nature puissante et féconde au milieu des organes vivaces qu'elle a créés et qu'elle nourrit ; ce qu'est le bon père de famille entouré d'une nombreuse lignée ; il pourra, suivi de ce peuple dont il est la providence, se présenter également, comme le disait Henri IV, à ses amis et à ses ennemis.

Mais honneur surtout aux gouvernements qui reconnaîtront que cette loi de la génération organique est aussi la loi de la génération morale, et que ce secret de la puissance d'un peuple est aussi le secret de sa grandeur ; qui prépareront la génération des actes par la saine et riche nutrition des âmes ; qui institueront dans la virilité morale la source permanente des vertus civiques ; c'est-à-dire qui partiront de cette donnée, que les idées et les principes qu'un peuple puise dans les enseignements et les exemples qu'on lui donne, sont les semences de ses actions.

Les hommes d'Etat, les souverains qui pratiqueront ce principe, ne seront pas seulement puissants, ils seront grands de la vraie grandeur, ils auront la véritable autorité ; l'histoire reconnaîtra en eux de vrais *princes*, car ils auront personnifié un *principe* de vérité ; de vrais souverains, car la vérité, seule souveraine, peut seule communiquer la vraie souveraineté.

On voit, par ces aperçus, combien la science de l'homme, et la science médicale en particulier, pourraient être fécondes, si les hommes d'Etat se tournaient de ce côté et consentaient enfin à demander à la nature de l'homme et à la science qui en est la plus fidèle interprète, ces grandes lois de la vie hors desquelles les efforts humains ne sont que de stériles agitations.

Malheureusement, hommes et gouvernements consultent peu la nature, de notre temps; on est peu disposé à y chercher les principes et les règles de la vie. On se livre plus volontiers au courant de ses idées, sans trop s'inquiéter si elles viennent d'une source légitime. L'agriculture et l'industrie ont presque seules donné aux autres carrières l'exemple de cette heureuse alliance de la science sociale avec la science naturelle. L'économie sociale et la politique trouveront dans la science des êtres vivants, de l'homme surtout, justement ce qui leur manque et ce que l'agriculture et l'industrie ont trouvé dans les sciences physiques et chimiques, des principes de direction générale, et la logique de leur action journalière.

Ce sont surtout les grands principes, les grandes lois de la vie, qui seraient précieux aux médecins des peuples comme aux médecins des individus; ces principes, une fois entrés dans un esprit, sont comme des phares dont la lumière rayonne au loin et éclaire merveilleusement la pratique; ceux qui ne portent pas en eux ces principes sont comme des voyageurs qui cherchent leur route dans la nuit, et qui demandent vainement, aux échos de la tradition humaine ou aux tâtonnements des intérêts présents, ces grandes orientations de la vie, que l'auteur de la vie, que la nature, seuls, peuvent donner.

Mais il est dans la nature des choses que ces grands principes et ces vastes horizons ne soient saisissables qu'aux esprits nourris de principes, élevés dans la synthèse; et le caractère de notre époque est tout l'opposé; les esprits, dans toutes les carrières, sont comme étouffés par la matière, asphyxiés par les poussières de l'analyse. En médecine, par exemple, on a beaucoup de peine à faire recevoir dans la science et à faire prévaloir dans la pratique contemporaines ce point de vue si fécond des grandes lois de la vie, de la solidarité des grandes fonctions et du caractère général d'un certain nombre de maladies. J'ai cependant réussi à faire reconnaître, dans la phthisie pulmonaire tuberculeuse, une maladie générale née des abaissements de la nutrition [1]. J'espère faire reconnaître le même caractère dans les maladies des éléments de la reproduction.

Ce point de vue est d'autant plus important, qu'il change nécessairement et heureusement la pratique, autant en médecine sociale qu'en médecine individuelle.

Quand on reconnaît, dans un état morbide quelconque d'un homme ou d'un peuple, la conséquence de l'altération des sources mêmes de la vie, on se préoccupe surtout de rendre à ces sources leur pureté et leur abondance ; — on s'adresse à l'hygiène plus qu'à la pharmacopée; on cherche dans le développement du bien-être général, dans la satisfaction des aspirations légitimes, l'adoucissement ou la cessation de ces profonds malaises sociaux que l'empirisme et l'arbitraire ne feraient qu'exaspérer. Mais, si l'on croit le mal local, ou si l'on n'a pas ce coup d'œil pratique qui remonte des conséquences aux sources d'où elles descendent, au lieu de tarir le mal dans ses sources, on épuise les forces de la nature par ces médications si souvent contradictoires qu'on appelle la médecine symptomatique.

Les gouvernements ont aussi leur médecine symptomatique, qui fatigue et agace les peuples et stérilise les forces vives d'un pays : c'est une intervention excessive et inopportune ; ce sont des luttes maladroites et irritantes contre le sentiment public du moment, ou contre l'instinct national ; ce sont des efforts contradictoires, qui ne vont point au fond des choses, et ne font que gêner le développement spontané de la logique vitale qui conduit mystérieusement les hommes et les choses à leurs fins.

Les grands politiques, au contraire, toujours sobres de paroles et d'actions, se placent en observation devant ces grands cou-

---

[1] *Recherches sur l'auscultation et la première période de la phthisie pulmonaire*, par le docteur J. Fournet, chef de clinique de la faculté à l'Hôtel-Dieu de Paris, ouvrage couronné du grand prix des hôpitaux de Paris. 2 vol. in-8°, 1849.

rants de la vie, qui mènent un peuple à ses destinées, par-dessous la surface où les hommes s'agitent.

Le sens de ces courants, qui ne sont autres que les lois de la vie en mouvement, une fois bien constaté, et le courant vital particulier du peuple qu'ils gouvernent une fois bien reconnu, il suffit à ces grands esprits de se placer sur ces pentes nationales et dans ces courants, pour en recevoir et en communiquer toute la force à leur parole et à leur gouvernement : quelques mots qui vont droit à la conscience des peuples ; une action ferme et sobre qui s'accorde avec les secrets appels de la vie ; une loi, une institution, qui en formulent à propos les moyens, suffisent, en de telles mains, à retenir le fleuve dans son lit. C'est le médecin de grand coup d'œil qui met son tact et son succès à découvrir, à suivre les mouvements, les efforts de la nature ; qui n'a d'autre prétention que d'écarter les obstacles de ses pas affaiblis et de lui offrir, dans quelques médicaments prompts et sûrs, les éléments dont elle a besoin et qu'elle seule sait mettre en œuvre.

Le fleuve vivant, au contraire, s'émeut, s'agite dans ses flots pressés et tumultueux ; il se jette tôt ou tard hors de son lit, si une main maladroite vient le tourmenter dans son cours, par des digues à contre-sens ou des affluents mal ménagés. Les révolutions et leurs ravages prennent alors la place de la paisible et féconde évolution ; une longue prostration succède à ces funestes convulsions, et de longues années, perdues pour le progrès, suffisent à peine à réparer le désordre. C'est l'organisme humain jeté dans l'ataxie, et rejeté de l'ataxie dans l'adynamie par le médecin à courte vue ; c'est la nature obligée de racheter les erreurs de l'art par des mois, et quelquefois des années de convalescence.

La médecine qui prévoit et prévient les maladies, par la connaissance et la pratique des lois de la vie, est, de l'avis de tous, supérieure à la médecine qui combat les maux actuels ; supérieure souvent en stratégie, et toujours en utilité. Richelieu définissait la grande politique dans le même caractère. « La grande politique, disait-il, est la vue à grande distance, la préparation de l'avenir. » J'aime à légitimer ainsi, dans la science que je cultive et dans l'art que je pratique, les hautes destinées que Descartes leur reconnaît : celles de « rendre les hommes plus sages et les gouvernements plus habiles. »

Ah ! que de précieux enseignements pour tout le monde dans les faits les plus vulgaires de la vie ; par exemple, dans ce qui arrive à un fumeur d'opium, si l'on voulait, si l'on savait interroger la nature ! Je dis : pour tout le monde, et je le prouve dans ce seul fait de l'unité des lois de la vie.

Le narcotisme ne borne pas ses effets à la diminution progressive de la puissance virile ; il conduit aussi à la perversion de ses instincts. C'est la dégradation intellectuelle et morale dans la vie de l'espèce, correspondante à celle que nous avons déjà remarquée dans la vie de l'individu : c'est l'égotisme solitaire substitué à la communion d'une compagne ; c'est le moi stérile substitué à l'espèce féconde ; c'est le viol du soi-même substitué à l'amour ; c'est la sensualité animale substituée aux nobles aspirations du cœur et aux généreuses perspectives du dévouement paternel.

Le narcotisme chronique, en un mot, c'est l'homme honteusement déchu de sa haute mission de représenter et de reproduire son espèce.

On voit des hommes faire un crime à la Providence de la dégradation et de la mort précoce des enfants qui naissent de pères énervés, par exemple, de fumeurs d'opium. Cette solidarité du père coupable et du fils innocent les révolte ; pour moi, je n'y vois que sagesse et justice : il est de toute justice qu'un être ne puisse donner que ce qu'il a, c'est-à-dire ne puisse engendrer qu'à son image et physique et morale. N'est-il pas juste aussi que l'héritage se compose du passif et de l'actif ? Et cette loi de justice, aussi universelle qu'absolue, n'est-elle pas le plus puissant motif que la Providence ait pu présenter au libre arbitre humain, au cœur et à la raison de l'homme, pour l'engager à observer les lois de la vie, seules capables de le conduire à la dignité de l'espèce et au bonheur de se survivre dans un nouvel être ? Ce nouvel être, en effet, sera un véritable prolongement de son *moi* dans la série des générations, et un prolongement toujours proportionnel à la source. Quel attrait plus puissant Dieu pouvait-il offrir à ce *moi*, qui est le fond indéfectible de l'être, pour l'engager à atteindre et à conserver son rang humain ? Quant au malheureux déshérité qui naît de sources impures, c'est au point de vue de l'*espèce*, c'est-à-dire du type immuable fixé par Dieu comme condition de la vie, qu'il faut se placer pour comprendre l'arrêt qui le frappe : fait-on un crime ou un honneur à l'artiste de génie de rejeter ses essais informes et de ne signer de son nom et de sa gloire que celles de ses œuvres qui atteignent et réalisent son idéal, c'est-à-dire les conditions de viabilité qu'il a fixées dans sa pensée ? L'artiste divin rejette également dans le creuset de la vie, par l'impuissance et la mort précoce, l'homme infidèle à l'idéal de l'humanité, l'individu indigne de son espèce. N'oublions pas que le point de vue exclusif de l'*individualité* est celui-là même que nous flétrissions ensemble tout à l'heure, et que nous allons flétrir encore, comme signe de dégradation morale, chez l'homme en proie à la passion du narcotisme. Mais la statue est insensible, me dira-t-on, et l'homme souffre de cette déchéance originelle. — Oui ; aussi l'homme, aidé de la science, de la nature et de lui-même, peut-il se relever, quelquefois du moins, de ses défauts originels.

Quant aux exceptions humaines capables de se désintéresser du *moi*, s'il en existe, elles auront pour attrait, pour mobile d'une vie sage, le pur amour de l'espèce et de son auteur.

La Providence qu'on accuse a ainsi ménagé, aux deux points extrêmes du grand courant de la vie, à sa source dans le *moi*, à son confluent dans le *nous*, des mobiles proportionnés à ceux qui suivent le courant, ici l'amour-propre, là l'amour de la race ; la providence a assuré par là la perpétuité et la pureté de l'espèce avec autant de sagesse que de justice.

Y a-t-il un remède à ces terribles effets du narcotisme et sur l'individu et sur l'espèce ? Il n'y en a qu'un seul, dont l'application et l'efficacité deviennent d'autant plus difficiles, que l'habitude du narcotisme est plus ancienne : c'est de renoncer au poison ; mais, en supposant cette renonciation possible, l'organisme peut-il remonter toute la pente vitale descendue ? Non, dans le cas d'altérations organiques profondes ; oui, dans quelques cas exceptionnels où la vie a été plus troublée dans son jeu qu'offensée dans ses sources et dans ses organes.

Mais cette condition *sine quâ non*, la suppression de la cause, il n'est à peu près aucun fumeur ou mangeur d'opium en état de la remplir. Le poison a tellement imprégné l'organisme de ces malheureux, il fait si bien désormais partie intégrante de leur substance, que leur chair et leur sang crient la faim et la soif de l'opium, quand arrive l'heure habituelle de ce terrible repas. Telle est au moins l'explication que je propose du sentiment d'inanition, d'épuisement des forces, « d'anéantissement de toutes facultés physiques et intellectuelles porté quelquefois jusqu'à la syncope [1], » qui se produit quand le redoutable besoin que l'on s'est créé n'est pas satisfait. L'opium est devenu, dans toute la force et la réalité du mot, l'*aliment* d'une certaine partie profonde et intime de l'être, et le sentiment de vide que fait son absence est tellement impérieux, que la résistance à ce besoin est une véritable torture, toute semblable aux tortures de la faim et de la soif. Toute passion, physique ou morale, longtemps nourrie, et par conséquent développée, en est là ; elle est en nous-même, dans notre corps ou dans notre âme, un être vivant, affamé de sa substance et implacable comme la faim et la soif. Un Anglais, M. de Quincey, est parvenu cependant à surmonter ces tortures et les a racontées dans un livre devenu célèbre en Angleterre [2], et publié pour la première fois en français par la *Revue Britannique*.

J'ai pu moi-même être spectateur de cette lutte entre la faim et la soif de l'opium et la volonté, et le témoin attristé de la défaite de la volonté. Consulté par un de mes confrères de Paris sur le moyen d'échapper aux conséquences déjà menaçantes de l'abus excessif et habituel de l'opium, j'essayai de lui rendre la lutte moins difficile en lui disant de descendre chaque jour d'un demi-gramme la dose de 120 grammes de laudanum de Sydenham ou de son équivalent d'extrait gommeux d'opium, à laquelle il était arrivé en dix ans, et à laquelle il se tenait depuis deux ans.

Il suivit ce conseil, le seul qui offre quelque chance de salut, descendit ainsi, avec grand'peine, jusqu'à 60 grammes envi-

[1] P. 58.

[2] *Confessions of an English opium eater*, by Thomas de Quincey.

ron, fut obligé alors de réunir toute son énergie pour descendre encore quelques degrés, et enfin fut forcé de s'avouer vaincu. Depuis cette défaite, il est retombé sous l'empire de sa passion. La lutte s'engageait ici cependant dans des conditions très-favorables. Mon confrère est un homme fortement constitué, fort bien doué, qui a fait ses preuves d'énergie dans la vie, et qui avait pour stimulant au combat l'effrayante perspective qu'un médecin instruit ne peut ignorer, et que d'ailleurs je lui rappelai pour l'encourager à la lutte, pour le forcer en quelque sorte à la victoire. Mais c'est un des terribles effets du narcotisme d'énerver, de paralyser les plus fermes volontés ; c'est là aussi l'effet de toutes les passions.

C'est une faim fort coûteuse, en vérité, que cette faim toujours grandissante de l'opium, quand elle arrive à un tel degré ; l'alimentation saine et régulière de l'organisme est de moindre prix ; tant il est vrai que toute passion, une fois déchaînée, nous dévore, et par le mal qu'elle nous fait et par le prix qu'elle nous coûte. Mais rien n'arrête sur cette pente funeste, ni la honte, ni la misère, ni même les sentiments les plus intimes au cœur humain : « Peu importe au fumeur, nous dit M. Libermann [1], que ses affaires languissent, que son champ soit en friche, que sa famille meure de faim ! Pourvu qu'il puisse acheter de l'opium, tout le reste lui est indifférent ; il n'est pas rare même que le fumeur, après avoir vendu ses meubles et sa maison [2], à bout de ressources, vende ses enfants à la prostitution publique et privée pour en tirer l'argent de ses débauches [3], ou bien les expose, ou même les tue, pour réserver à sa passion la dépense de leur vie [4]. »

Frédéric II, celui qu'on appelle le Grand, disait, peut-être en se sentant : « Il y a du tigre dans l'homme. » Je le crois, et c'est au fond le plus intime du *moi* voué à la passion qu'il habite. La bête féroce que tout homme porte en soi, s'humanise à mesure que la vie sort du *moi* pour s'élever au *nous* de la famille et de l'humanité. Enfin, la bête fauve disparaît avec

[1] P. 66.
[2] P. 67.
[3] P. 74.
[4] P. 75.

l'égoïsme chez ceux qu'une vertu supérieure a transportés complétement hors d'eux-mêmes, soit dans la vie de leurs semblables, soit plus haut encore : telle est la mère, telle est la sœur de charité, tel est le saint.

L'empereur Qua-khesi a donné aux Chinois l'exemple de toutes les débauches de narcotisme [1]; la cour, bien entendu, l'a suivi, et c'est surtout depuis ce règne que cette passion, avec tous ses désordres, est devenue populaire en Chine ; en descendant des hauteurs sociales, le vice fait avalanche et rien ne lui résiste. D'autres empereurs de Chine, animés d'un esprit public, ont cherché à arrêter, à extirper ce vice ; mais la fureur du narcotisme et l'impuissance de la loi sont devenues telles, que des marchands ambulants étalent et vendent effrontément l'opium et ses ustensiles [2] sous les affiches mêmes de l'édit qui condamne à mort tout participant à ce trafic.

C'est par cette pente funeste, rendue encore plus glissante par la polygamie et l'insuffisance des principes moraux et religieux, que les Chinois en sont arrivés à ce degré de dépravation individuelle, d'avilissement national, qui en fait une des hontes de l'humanité. On peut prévoir avec certitude leur retranchement prématuré du nombre des nations, au nom de la loi que je signalais tout à l'heure, qui retranche par la mort précoce les individus indignes de l'espèce, et qui s'applique aux individualités nationales comme aux individualités privées.

Et c'est la *libérale* et *civilisatrice* Angleterre qui les a poussés et qui les précipite sur cette pente !

Nous voyions avec horreur, il y a quelques moments, le Chinois vendre, prostituer, sacrifier ses enfants à l'égoïsme de sa passion.

Ici, c'est un peuple de deux cents millions d'âmes que nous voyons, non plus seulement livré, mais forcé, à coups de canon, à la dégradation physique et morale et à la mort ignominieuse, par l'égoïsme mercantile d'un autre peuple, grand, libéral... mais pour lui seul !

Et l'histoire s'étonnera, dans quelques siècles d'ici, du hon-

[1] P. 65.
[2] P. 7.

teux écroulement de ce peuple, aujourd'hui si puissant et si fier, dans les vices qu'engendre fatalement l'égoïsme, et au milieu de l'animadversion publique des nations !

Mais la science, qui ne s'étonne pas de l'écroulement d'un organisme miné par le narcotisme, parce qu'elle connaît les lois de la vie, ne s'étonnera pas davantage de ce grand écroulement national, parce qu'elle sait que la loi de la vie est la même pour les nations que pour les individus.

Et cette même science, après avoir observé ce qu'elle avait prévu au nom de l'infaillible logique, loin de blasphémer comme l'histoire, comme les hommes le font quelquefois, reconnaîtra la justice cachée au fond de ce spectacle, et désirera que les hommes en profitent, en reconnaissant eux-mêmes que tout principe, soit de bien, soit de mal, a sa logique et ses conséquences ; que le libre arbitre est dans le choix du principe, et la fatalité dans ses conséquences ; que le principe et la logique, qui élèvent l'homme au-dessus de lui-même, qui consacrent l'individu à son espèce, à ses semblables, sont les seuls qui donnent et conservent la vie, et que l'égoïsme, qui éclipse l'humanité, est le principe du mal par excellence.

Extrait de la *Revue Britannique*, numéro de décembre 1864.

Paris. — Typographie Hennuyer et fils, rue du Boulevard, 7.